LE FIBROME

DES

BOURSES SÉREUSES

PAR

A. BRUNEAU

DOCTEUR EN MÉDECINE
EX-EXTERNE DES HÔPITAUX
EX-INTERNE DES HÔPITAUX DE MARSEILLE
LAURÉAT DU COMITÉ MÉDICAL DES BOUCHES-DU-RHÔNE
PRIX DES INTERNES (1902)

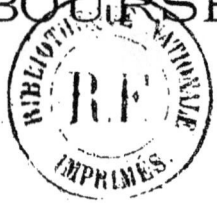

MARSEILLE
IMPRIMERIE MARSEILLAISE
Rue Sainte, 39

—

1904

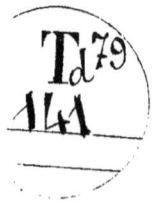

LE FIBROME

DES

BOURSES SÉREUSES

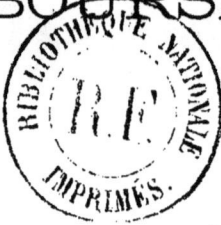

PAR

A. BRUNEAU

DOCTEUR EN MÉDECINE

EX-EXTERNE DES HÔPITAUX

EX-INTERNE DES HÔPITAUX DE MARSEILLE

LAURÉAT DU COMITÉ MÉDICAL DES BOUCHES-DU-RHÔNE

PRIX DES INTERNES (1902)

———— ❖ ————

MARSEILLE

IMPRIMERIE MARSEILLAISE

Rue Sainte, 39

—

1904

DU MÊME AUTEUR :

Un cas d'orifice aortique avec deux valvules sigmoïdes (*Marseille-Médical,* 1901, p. 468).

Hémorragie méningée. Ponction lombaire [en collaboration avec le docteur ALEZAIS] (*Ibid.,* 1901, p. 513).

Note sur un cas d'association de la méningite cérébro-spinale épidémique avec une méningite tuberculeuse [en collaboration avec le docteur HAWTHORN] (*Ibid.,* 1902, p. 142).

Valeur de la ponction lombaire pour le diagnostic de l'hémorragie méningée (*Ibid.,* 1902, p. 236).

Un cas de méningo-typhus (*Ibid.,* 1902, p. 245).

Absence de la réaction agglutinante dans le sang d'un fœtus de 4 mois, expulsé au cours d'une fièvre typhoïde [en collaboration avec le docteur BENOIT] (*Ibid.,* 1902, p. 307).

Kyste hydatique du mésentère. Appendicite consécutive [en collaboration avec le docteur SAVELLI] (*Ibid.,* 1902, p. 633).

Deux cas de rage humaine. Ponction lombaire (*Ibid.,* 1902, p. 627).

Un cas de rein unique. Arrêt de développement du rein gauche [en collaboration avec le docteur HAWTHORN] (*Ibid.,* 1902, p. 681).

Pneumonie lobaire au cours de la variole (*Ibid.,* 1902, p. 202).

Rétrécissement de l'aorte. Persistance de la veine cave supérieure gauche [en collaboration avec le docteur BOY-TEISSIER] (*Ibid.,* 1903, p. 55).

Zona au cours d'un ictère à complications cutanées multiples (*Ibid.,* 1902, p. 737).

La cryogénine dans quelques maladies infectieuses [en collaboration avec le docteur BOY-TEISSIER] (*Ibid.,* 1903, p. 81).

Tuberculose des capsules surrénales à marche lente (*Ibid.,* 1903, p. 9).

La tuberculose dans la marine marchande [en collaboration avec le docteur RAYBAUD] (*Marseille-Médical,* 1903, p. 129 ; *Revue internationale de la tuberculose,* mai 1903).

Brides intra-vasculaires [en collaboration avec le docteur AUBERT] (*Société de biologie de Marseille,* 19 mai 1903 ; *Revue de Médecine,* 10 octobre 1903).

Des fibromes du cordon spermatique [en collaboration avec le docteur CONDO DI SATRIANO] (*Revue de Chirurgie,* 10 janvier 1904).

Communications faites au Comité Médical des Bouches-du-Rhône

Anomalie de la crosse de l'aorte. — Un cas de syphilis cérébrale. — Monstre célosomien. — Hernie étranglée chez le nourrisson. — Volumineux anévrysme de l'aorte. — Hémorragie péricardique. — Néoplasie prostatovésicale. — Anévrysme de l'aorte abdominale. — Monstres hémiméliens. — Noma consécutif à une fièvre typhoïde. — Volumineux goitre kystique à contenu hémorragique. — Vessie à poche. — Appendicite chronique dans un sac herniaire.

A LA MÉMOIRE DE MON PÈRE

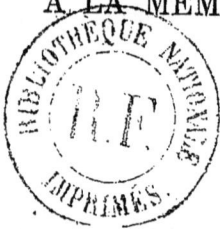

A MA MÈRE

A. BRUNEAU.

AVANT-PROPOS

Nous sommes heureux, avant de commencer notre sujet, de nous conformer à l'usage et de remercier nos Maîtres et nos amis.

Que nos Maîtres des Hôpitaux de Marseille veuillent bien agréer le témoignage de notre reconnaissance, pour les conseils qu'ils nous ont donnés et pour la bienveillance qu'ils nous ont toujours accordée au cours de nos études. Nous sommes particulièrement redevable à MM. les docteurs Poucel, Schnell, Alezais, Boy-Teissier, Queirel, Louge et Pluyette dans les services de qui nous avons eu l'honneur d'être successivement Externe ou Interne durant les six années que nous avons passées dans les Hôpitaux.

Nous garderons le souvenir des relations cordiales et agréables de l'Internat où la vie s'écoulait heureuse et où l'on compte presque autant d'amis que de camarades.

Quant à nos deux meilleurs amis, les docteurs Poucel et Peaudeleu, nous sommes convaincu qu'une amitié déjà vieille et fondée sur la similitude des idées et la ressemblance des caractères, est de celles qui ne sauraient s'amoindrir même sous l'influence du temps et de l'espace.

Nous remercions MM. les Étudiants de Montpellier

pour une manifestation de sympathique camaraderie. Nous gardons précieusement le souvenir de ces événements qui nous honorent.

Que M. le professeur Forgue, qui a bien voulu accepter la présidence de notre thèse, veuille agréer l'expression de nos respectueux remerciements.

INTRODUCTION

Les bourses fibreuses sont susceptibles de subir des transformations fibreuses. Ces altérations sont rares, comme on va pouvoir s'en rendre compte. Elles sont surtout mal connues et le désaccord règne parmi les auteurs qui en signalent l'existence. Ayant eu l'occasion d'en étudier deux cas, nous avons pensé qu'ils nous permettraient de jeter, peut-être, un peu de lumière sur l'obscurité qui enveloppe la pathogénie et la nature de ces tumeurs. Nous venons donc présenter un premier travail d'ensemble sur cette question. Après avoir indiqué ce qui a été dit sur ces tumeurs, nous exposerons quelques considérations pathogéniques et pathologiques qui nous paraissent découler des faits eux-mêmes.

Le Fibrome des Bourses séreuses

HISTORIQUE

Le premier auteur qui paraisse avoir signalé la transformation fibreuse des bourses séreuses est Chelius. Voici ce qu'il dit en 1836 : « Les bourses muqueuses sont susceptibles d'une espèce de dégénérescence dans laquelle leur cavité contient une masse régulière solide, jusqu'à un certain point fibreuse, adhérente aux parois du kyste, et prenant peu à peu un volume considérable. J'ai eu occasion de voir et d'extirper avec succès de pareilles tumeurs ayant leur siège sur la rotule et sur l'olécrane. »

Brodie, au sujet de l'inflammation des bourses séreuses, dit que dans certains cas les parois de la séreuse enflammée sont épaissies et que la fluctuation est difficile à percevoir. « Si le mal dure longtemps, les parois continuent à s'épaissir et forment une tumeur solide. »

Bryant pense que ces tumeurs sont formées par un épaississement inflammatoire de la paroi, sur laquelle se seraient déposées des couches concentriques de tissu fibreux réticulé. D'après Bryant, il y aurait, dans tous les cas, une cavité centrale.

Dans son traité de chirurgie, Fergusson enseigne « qu'il se forme à la surface du tendon rotulien des tumeurs sarcomateuses. Toutes se montrent à la coupe comme des masses fibreuses et dures ». Cet auteur pense que, si dans certains cas ces tumeurs sont développées dans la bourse séreuse, dans la majorité des faits elles en sont indépendantes et situées plus profondément.

Parmi les auteurs anglais du siècle passé, Ericksen s'arrête plus longuement sur les tumeurs solides des bourses séreuses. « Souvent, dit-il, l'induration de la bourse pérotulienne résulte du dépôt de matière fibreuse qui, progressivement, prend la place du liquide renfermé dans un hygroma ordinaire. Mais, ajoute l'auteur, je crois que, dans quelques cas, la tumeur fibreuse est primitive. » Ericksen résume ensuite l'observation d'une tumeur de deux bourses séreuses prérotuliennes chez une femme syphilitique. Ces tumeurs sont le siège de douleurs nocturnes. L'auteur reconnaît que ces tumeurs fibreuses sont probablement syphilitiques. Il serait possible qu'Ericksen ait eu affaire à des gommes et non à des fibromes.

Gross, Linhart et Ure citent des observations d'hygroma chronique, dont les parois épaissies et formées de tissus fibreux mesurent près d'un centimètre.

Nélaton paraît ne pas avoir connu l'existence de l'affection qui nous occupe. Le seul passage qui puisse s'y rapporter, est celui où il signale des hygromas dont le sac est épaissi et qui rappellent, selon son expression, les couches fibreuses d'un sac anévrysmal.

Dans Follin, pas la moindre mention. Cet auteur signale seulement le lipome des bourses séreuses.

Bardeleben n'ignore pas la transformation fibreuse des hygromas. Et, pour ce savant, les tumeurs succèdent à l'inflammation chronique.

Dans les traités d'anatomie pathologique de Gurlt et Rokitanski, les auteurs disent tout simplement que la bourse séreuse peut être comblée par du tissu fibreux. Forster ne s'arrête pas davantage et croit qu'il s'agit d'une prolifération de la paroi du sac.

En résumé, jusqu'en 1865, plusieurs auteurs ont vu et opéré des tumeurs fibreuses des bourses séreuses, mais il n'existe pas de description, pas même d'observation tant soit peu détaillée. C'est alors que paraît l'article de Mettenheimer, sans contredit le plus important jusqu'à ce jour. Bien que la description soit quelque peu confuse, que la théorie défendue par l'auteur soit peu vraisemblable, ce travail mérite de nous arrêter plus longuement. Voici le résumé de l'observation qui en fut la cause :

OBSERVATION I

Femme, 35 ans, présentant une tuméfaction sur chaque genou. La tumeur du côté droit, la plus volumineuse, a le volume du poing d'un enfant. Les tumeurs sont mobiles sur la peau et sur la rotule. La plus grande des deux tumeurs mit deux ans à se développer, la petite un an. Ces tumeurs dès le début étaient douloureuses et *dures*. *L'apparence d'un hygroma ou d'une inflammation des bourses séreuses du genou n'existait pour aucune des deux tumeurs, et cela dès le début*. Pas de syphilis avouée. Opération.

A la coupe, la tumeur droite présente une petite cavité centrale renfermant un liquide jaunâtre. La tumeur de gauche est entièrement solide. *Les deux tumeurs se comportaient comme de véritables fibromes aussi bien au microscope qu'à l'œil nu*. La petite avait l'aspect d'un fibrome dans toute son épaisseur. La grosse, en s'approchant de la partie centrale, voyait ses fibres se dissocier en feuilles contenant des amas des corpuscules sanguins, de grosses cellules graisseuses et des corps cytoïdes de diverses dimensions.

Mettenheimer discute ensuite la pathogénie de l'affection. Il ne s'arrête pas à l'hypothèse d'un fibrome primitif. Il discute l'opinion qui veut voir dans ces tumeurs un épaississement inflammatoire et progressif des parois d'un hygroma. Bien qu'il ne rejette pas absolument cette hypothèse, l'auteur émet l'avis que ces tumeurs doivent être rapprochées des ganglions et constituent de véritables kystes synoviaux folliculaires. Cette théorie est originale, mais nous ne la croyons pas en rapport avec les faits. Pour n'avoir pas à y revenir, nous nous contenterons de faire remarquer que les kystes développés aux dépens des gaines tendineuses ou des synoviales articulaires n'ont jamais que quelques millimètres d'épaisseur, qu'ils présentent toujours une cavité centrale, qu'ils n'ont jamais atteint un volume comparable à celui du poing d'un adulte. Enfin, il n'a jamais été signalé de pédicule unissant la tumeur à une bourse séreuse.

Résumons maintenant ce qui a été dit, depuis 1865, sur le sujet qui nous occupe. Chassaignac, dans le *Dictionnaire* de Dechambre, écrit : « Le changement le plus remarquable que subisse la bourse séreuse consiste dans l'épaississement de ses parois qui peut, dans certains cas, devenir assez considérable pour que la tumeur apparaisse plutôt comme une tumeur solide que comme une poche séreuse distendue par un liquide. Cet accroissement d'épaisseur est dû à des exsudats dont la nature n'est point encore suffisamment connue. »

Pamard, au sujet de concrétions calcaires développées dans les bourses séreuses, rapporte l'observation clinique d'une affection qui paraît être un fibrome prérotulien. Il s'agit d'une jeune fille qui « avait dans les deux bourses séreuses prérotuliennes des tumeurs fibreuses un peu douloureuses. Ces tumeurs, lobulées, dures, mais pas autant que des tumeurs crétifiées que présentait la malade de l'observation précédente, me paressent être des fibromes. Je ne serais pas éloigné de penser qu'avec le temps ces tumeurs se seraient infiltrées de matières calcaires et je crois que les ossifications de la séreuse passent par la période fibreuse, ainsi que cela a été constaté pour d'autres fibromes ». On voit que l'auteur admet l'existence du fibrome prérotulien et explique par sa transformation certaines productions calcaires des bourses séreuses.

Voici maintenant le résumé de quelques observations où fut pratiqué l'examen microscopique.

Double fibrome sous-ischiatique :

OBSERVATION II
(Verneuil, 1879)

Étienne G., 33 ans, gardien du musée, d'une excellente santé, s'aperçut, en 1876, de l'existence, à la partie inférieure de la fesse gauche, d'une tumeur ayant le volume d'une noisette. En 1879, une tumeur semblable symétriquement placée apparut à la fesse droite. Les tumeurs sont dures, mobiles, gênantes quand le malade est assis. Elles s'accroissent rapidement. L'auteur, discutant le diagnostic, élimine les tumeurs malignes et le lipome, s'arrête à l'hypothèse d'un fibrome en connexion étroite avec l'extrémité libre de la tubérosité de l'ischion, sans qu'il lui soit possible de préciser davantage.

Opération (15 décembre). — Les deux tumeurs sont situées sur la tubérosité de l'ischion avec lequel l'unissent quelques adhérences. Drainage, pansement, cicatrisation rapide.

Examen des tumeurs. — La gauche pèse 200 grammes, la droite 50 seulement. Leurs contours sont nettement arrêtés. La coupe est d'un blanc nacré et *on y distingue, comme dans les fibromes très denses, des noyaux entourés de faisceaux entrecroisés en divers sens.* Le microscope confirme les données de l'examen à l'œil nu: fibres ondulées très résistantes, peu ou pas de matière amorphe, quelques éléments fusiformes, surtout dans la tumeur de date récente. La recherche des nerfs faite avec l'acide osmique et le chlorure d'or est tout à fait négative. En revanche, l'hypothèse d'une hypertrophie de la bourse séreuse sous-ischiatique est pleinement justifiée, au moins du côté gauche. La grosse tumeur, en effet, offre les traces d'une cavité à parois lisses, tapissées par un bel épithélium pavimenteux. A droite, il n'y a pas trace de cavité.

A la même séance de la Société de Chirurgie, Nicaise écrit : « Je ne dirai que quelques mots pour ajouter la relation d'un cas semblable. Il y a quatre ans, j'ai opéré une femme de 40 ans, qui portait une tumeur identique à celle qui vous a été présentée par M. Verneuil. C'était aussi un fibrome de l'ischion. Un seul côté était affecté. »

Voici deux cas de fibromes sous-cutanés de la paume de la main (Lafourcade, *Soc. anat. Paris*, 1895):

OBSERVATION III

Jeune homme, 28 ans, travaillant la terre, porte à la paume de la main droite au-dessus de l'annulaire, au niveau de la tête du quatrième métacarpien, une tumeur du volume d'une grosse noisette dont le début remonte à un an. Elle est gênante, dure et mobile.

Opération à la cocaïne. Après avoir traversé le derme épaissi, l'auteur ouvrit une *bourse séreuse dans laquelle apparaît la tumeur d'un blanc nacré.* L'extirpation est très facile. La bourse séreuse étant enlevée, l'aponévrose palmaire apparaît nettement. Suture, guérison rapide. A la coupe, *la petite tumeur présente, à son centre, une cavité* limitée par une paroi d'un demi-centimètre environ et remplie d'une substance jaunâtre, puriforme, épaisse et grenue. L'examen histologique montre qu'il s'agit d'une substance granulo-graisseuse. *La paroi est constituée par du tissu fibreux pur.* Il s'agit donc d'un fibrome dont le centre présente une dégénérescence granulo-graisseuse.

OBSERVATION IV

Jeune homme, 32 ans, jardinier, présentant, au niveau de l'éminence hypothénar gauche, une tumeur du volume d'une noix, dure, mobile, ayant débuté cinq mois auparavant.

Opération. — Même épaississement du derme, même bourse séreuse enveloppante, même indépendance de la peau et des parties profondes. A la coupe, la tumeur présente une disposition analogue à la précédente et l'examen histologique montre que *le centre est formé par de la matière granulo-graisseuse, et la paroi par du tissu fibreux pur.*

Résumons enfin une observation publiée dans le *Bulletin de la Société anatomique*, en juin 1898 :

OBSERVATION V

Émilie M..., 22 ans, présente une tumeur au genou droit, au niveau de la rotule. Peau normale d'aspect et de coloration, mais très épaissie. Au-dessous, on parvient à délimiter une sorte de poche fibreuse ne paraissant pas contenir de liquide. Mais, de plus, et c'est là l'intérêt de cette observation, çà et là *les doigts rencontrent des productions d'une dureté ligneuse irrégulière.* De ces corps fibreux deux surtout se détachent nettement par leur volume. Le plus gros est à la partie supérieure : il a le volume d'une noix. Ces corps sont mobiles, mais mobiles avec la poche, puisque, nous le répétons, ils paraissent incrustés dans ses parois.

Opération. — On dissèque la poche fibreuse avec les productions incrustées dans sa paroi. Suture.

L'examen des pièces confirme le diagnostic de fibrome.

OBSERVATION VI
(due à l'obligeance de M. le docteur Reynès)

Anna A..., 50 ans, journalière, entre à l'Hôtel-Dieu, le 14 août 1903.

Dans les antécédents héréditaires de cette malade, rien à retenir. Elle a eu, à 47 ans, une pneumonie. Syphilis probable, datant des premières années qui suivirent son mariage.

Il y a quatorze ans, un hygroma se développa sur chaque genou. Les deux tumeurs situées en avant de la partie inférieure de la rotule étaient fluctuantes. Elles augmentèrent peu à peu de volume et durcirent progressivement. Il y a trois ans, l'hygroma du côté droit suppura et depuis lors existe un trajet fistuleux. L'hygroma suppuré est seul douloureux.

L'opération fut pratiquée par M. le docteur Reynès. Incision, énucléation des deux poches, suture. Réunion sans suppuration. Les parois de l'hygroma sont fibreuses et mesurent près d'un centimètre d'épaisseur. Du côté gauche, large cavité centrale remplie de liquide. Du côté droit, existe aussi une large cavité dont le contenu s'écoule mal par le trajet fistuleux allant à la peau.

L'examen microscopique a montré que les parois de l'hygroma étaient formées par du tissu fibreux inflammatoire, fibrome lamelleux ou cornéen de Cornil.

OBSERVATION VII
(personnelle)

Le 16 juillet 1903, entrait dans le service de notre maître, M. le docteur Louge, salle Saint-Augustin, lit n° 10, le nommé Jean T..., chauffeur, à bord d'un paquebot.

Au point de vue des antécédents personnels, nous notons un chancre mou en 1884, une fracture de cuisse en 1887. Nous n'avons pu relever aucun traumatisme, soit professionnel, soit accidentel, que l'on puisse regarder comme ayant eu une influence prédisposante ou déterminante sur l'apparition de la tumeur que nous allons décrire.

T... remarqua, il y a deux mois, une petite tumeur à la partie antérieure du genou gauche. Elle était très dure, mobile sous la peau et sur la rotule. Elle s'est accrue régulièrement en devenant gênante, mais elle n'a jamais été douloureuse. Cette tumeur a été solide dès le début, elle n'a pas été précédée par l'existence d'un hygroma. La tuméfaction a le volume d'une petite orange aplatie d'avant en arrière, elle est pré- et sous-rotulienne. La peau est mobile ; elle est amincie et violacée au point culminant.

Opération. — Nous la pratiquons le 22 juillet, sous la direction de notre maître M. le docteur Louge. Incision. Nous arrivons sur une tumeur solide que nous énucléons. Nous plaçons à la partie inférieure un drain que nous laissâmes quarante-huit heures. Suture. Pansement.

Réunion par première intention. Le 4 août, le malade sortait complètement guéri.

Examen anatomo-pathologique. — La tumeur a presque le volume du poing. Elle est aplatie d'avant en arrière ; son grand diamètre est vertical ; sa face postérieure correspondant à la rotule est concave. La tumeur pèse 97 grammes. Ses dimensions sont les suivantes : 9 centimètres 5 verticalement, 7 transversalement, 3,5 d'avant en arrière. A la coupe, le tissu est très dense. Sa couleur est d'un blanc nacré. On trouve dans l'intérieur de la tumeur trois petites cavités remplies d'un liquide jaunâtre. Elles ne mesurent que quelques milli-mètres de diamètre. L'une de ces cavités occupe le centre du néoplasme ; les deux autres sont rapprochées des bords.

Dans cette tumeur, ainsi que pouvait le faire penser l'examen à l'œil nu, *l'aspect microscopique est celui d'un fibrome fasciculé et non d'un fibrome lamelleux.* On trouve des îlots de fibres conjonctives entourés de faisceaux de fibres entrecroisées en divers sens. Il existe de nombreux vaisseaux ayant des parois minces réduites à l'endo-thélium. On trouve, en quelques points, des cellules jeunes qui sont groupées autour des voies lymphatiques. Elles paraissent constituer des centres de formation. Au voisinage immédiat des trois cavités, les vaisseaux sont plus petits, à parois épaisses et parfois ils sont oblitérés. En ce point, un grand nombre de cellules sont atteintes de dégénérescence muqueuse, et quelques-unes, beaucoup plus rares, renferment de la graisse.

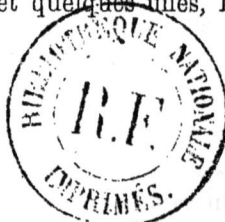

PATHOGÉNIE

En 1865, Mettenheimer disait : « Certains attribuent la production de la tumeur à un hygroma, à une inflammation chronique ; d'autres l'attribuent à la syphilis. Enfin, certains considèrent ces tumeurs comme idiopathiques. Comme on le voit, la question n'est pas sur le point d'être tranchée. »

On pourrait croire, après la lecture des récentes observations, que l'existence du fibrome des bourses séreuses serait définitivement admise. Il n'en est rien. La pathogénie de cette affection est tout aussi incertaine aujourd'hui qu'il y a trois quarts de siècle. En effet, dans le *Traité de Chirurgie*, de Duplay et Reclus, Lejars écrit, au sujet de ces tumeurs, qu'il désigne sous le nom d'hygroma fibreux : « C'est une sclérose en masse, et Mettenheimer l'avait caractérisée par un mot, qui a le tort d'éveiller l'idée du néoplasme : fibrome prérotulien. » Pour cet auteur, ce sont des formations cicatricielles. « A ce groupe de pseudo-tumeurs appartiennent, dit-il, plusieurs variétés de l'hygroma chronique que l'on trouve signalées dans les auteurs sous le nom de fibrome prérotulien. »

Actuellement, le rôle de la syphilis dans la pathologie des bourses séreuses est connu. Ce sont des gommes que produit cette affection. Nous avons donc à nous demander seulement si les productions fibreuses qui nous occupe sont de pseudo-néoplasmes inflammatoires ou de véritables tumeurs.

Nous ne voudrions pas méconnaître le rôle de l'hygroma

dans la production du fibrome. Nous savons que les parois
d'un hygroma peuvent présenter un épaississement inflammatoire régulier, que certaines tumeurs ont été liquides
avant de devenir solides. L'affirmation d'Ericksen, de
Gross, de Ure, la constatation des épaississements formés
par du tissu fibreux lamellaire, comme dans une de nos
observations, ne permettent pas d'en douter. Mais à côté de
ce fibrome lamelleux, toujours peu volumineux, nous croyons
à l'existence du fibrome non inflammatoire fasciculé des
bourses séreuses, et cela pour plusieurs raisons.

D'abord, par analogie, n'est-il pas vraisemblable qu'il existe
un fibrome des bourses séreuses, comme il en existe pour
d'autres séreuses et en particulier pour les gaines des ten-
dons ? L'analogie qu'il existe au point de vue anatomique,
physiologique et pathologique semble favorable à ce rappro-
chement.

Mais il est d'autres considérations plus importantes qui
nous semblent opposées à l'hypothèse d'une formation cica-
tricielle dans tous les cas. Dès maintenant nous proposons
de diviser les fibromes des bourses séreuses en *partiel* et
total. Le fibrome *total* sera celui qui se développe en même
temps sur tous les points de la cavité : c'est le plus fréquent.
Le fibrome *partiel* sera formé par une tumeur plus ou
moins arrondie, logée dans la bourse séreuse et s'implan-
tant par un point sur sa paroi. C'est ce que l'on a pu voir
dans les deux observations de Lafourcade et dans celle de
Blanc.

Eh bien, *pour ce qui est des fibromes partiels on ne peut
guère songer à faire de ces tumeurs des productions cicatricielles*. Ce n'est pas ainsi que devrait procéder une cavité
enflammmée. Dans celle-ci l'inflammation déterminerait
un épaississement fibreux régulier de toutes les parois de
la cavité, mais elle ne déterminera pas la production d'une

tumeur fibreuse lisse, du volume d'une noix et davantage, pouvant présenter à la coupe des foyers de dégénérescence granulo-graisseuse et implantée sur une portion limitée de la cavité.

Nous ne croyons pas non plus que ce que nous désignons sous le nom de fibrome total soit toujours formé par le tissu inflammatoire d'un hygroma. *En effet, dans nombre de cas la tumeur a été solide, et cela dès le début.* C'est ce qu'affirment Ericksen, Mettenheimer, et c'est ce qui s'est produit pour une des deux tumeurs que nous avons examinées. Dans ces cas il est certain que les tumeurs ne furent pas précédées par un hygroma. Elles n'ont jamais présenté de fluctuation et se sont accrues progressivement. Ce n'est que secondairement que dans un hygroma la fluctuation peut disparaître par suite de l'épaississement des parois. On ne peut non plus guère admettre qu'un hygroma à parois fibreuses puisse, comme cela aurait dû se produire dans un de nos cas, combler sa cavité en deux mois, acquérir le volume d'une petite orange et continuer à s'accroître.

Nous tenons à faire remarquer que l'on a souvent pris à tort les petites cavités situées dans les fibromes pour des restes de la cavité séreuse. Cela a été démontré pour quelques observations et en particulier pour celle de Verneuil. Mais dans bon nombre de cas ce sont des points dégénérés. Qu'il nous suffise de faire remarquer qu'on rencontre ces cavités au milieu des fibromes partiels où les parois de la séreuse entourent la tumeur. C'est cette disposition que vit deux fois Lafourcade.

Même pour les tumeurs qui ont été précédées par l'existence d'un hygroma et où les parois se sont épaissies d'une façon en apparence régulière comblant la cavité, nous sommes porté à croire qu'à l'épaississement inflammatoire succède, à un moment donné, un tissu fibreux non inflammatoire ayant de la tendance à persister et à s'accroître. On ne peut guère s'expliquer autrement des tumeurs qui arrivent à peser plus de 200 grammes.

Enfin *le meilleur argument en faveur du fibrome idiopathique des bourses séreuses est celui fourni par l'anatomie pathologique.* Sans doute on a constaté que les hygromas à parois simplement épaissies présentaient les caractères du fibrome lamelleux ou fibrome cornéen de Cornil. Il s'agissait évidemment d'épaississements inflammatoires. Nous en apportons un cas. Parmi les quelques observations de véritables tumeurs fibreuses qui ont été publiées, les descriptions microscopiques font défaut ou sont insuffisantes pour permettre d'affirmer qu'il y avait fibrome fasciculé ou fibrome lamelleux. Cependant dans l'observation publiée par Verneuil il est absolument incontestable qu'il s'agit d'un fibrome fasciculé. De même, dans une des observations que nous apportons, nous avons bien affaire à du fibrome fasciculé et non à du fibrome lamelleux inflammatoire. La disposition des fibres, l'existence de nombreux vaisseaux ne sauraient laisser de doute.

ÉTIOLOGIE

Si l'épaississement fibreux inflammatoire est assez fréquent, le fibrome fasciculé des bourses séreuses est très rare.

Voici les causes prédisposantes qui paraissent découler de de l'étude des précédentes observations :

Le fibrome se développe au dépens des bourses séreuses les plus exposées aux traumatismes. Ce sont d'abord les bourses prérotuliennes qui sont le plus souvent atteintes. Viennent ensuite, par ordre de fréquence, la bourse ischiatique, les bourses de la paume de la main, les bourses olécraniennes.

Le sexe a peu d'influence : le fibrome est aussi fréquent chez l'homme que chez la femme.

L'affection a été rencontrée presque uniquement à la période moyenne de la vie, à l'époque de la plus grande activité physique.

Toutes les lésions des bourses séreuses : les traumatismes accidentels et surtout professionnels, les inflammations aiguës ou chroniques, doivent être rangées parmi les causes prédisposantes.

ANATOMIE PATHOLOGIQUE

Habituellement une seule bourse séreuse est le siège de fibrome. Cependant dans les cas d'Ericksen, Mettenheimer, Verneuil, deux bourses séreuses étaient prises. Mais dans tous ces cas les deux tumeurs étaient symétriques. Dans quelques observations plus rares encore, plusieurs fibromes sont situés dans une même bourse. C'est ce que l'on a pu voir dans l'observation de Blanc.

Le volume de la tumeur est très variable. Elle a le volume d'une noisette quand le malade s'en aperçoit et arrive à peser 100 et 200 grammes lorsqu'il réclame le secours du chirurgien.

Le fibrome peut être *partiel* et alors la tumeur est implantée en un point de la cavité séreuse, le reste de la paroi étant d'épaisseur à peu près normale. (Obs. III, IV, V.) Il est vraisemblable que ces tumeurs en se développant puissent faire disparaître la séreuse qui les entoure et qu'il devienne alors difficile de distinguer le fibrome partiel du fibrome total.

Dans le fibrome *total* tous les points de la séreuse participent au développement néoplasique. La cavité disparaît progressivement.

Au point de vue microscopique, lorsque la tumeur se forme consécutivement à une inflammation de la bourse séreuse, il est certain qu'au début les parois présentent les caractères d'un épaississement inflammatoire et l'on a le fibrome lamelleux sans vaisseau, décrit par Cornil.

Mais lorsque les parois continuent à s'accroître et tendent à combler la cavité, on a alors un fibrome vrai, fasciculé, non inflammatoire, renfermant des vaisseaux. C'est ce qu'a vu Verneuil et ce que nous avons constaté dans une observation.

Nous devons faire remarquer que, comme tous les fibromes, ceux-ci présentent souvent des foyers de dégénérescence. On a constaté la dégénérescence graisseuse, la dégénérescence muqueuse et aussi, comme le pense Pamard, des dégénérescences calcaires.

SYMPTOMES

Si l'hygroma a précédé l'apparition du néoplasme, à un moment donné les doigts pourront percevoir, en un ou plusieurs points, une tumeur baignant dans le liquide. Dans d'autres cas, la fluctuation devient de moins en moins manifeste, les parois s'épaississent, la tumeur devient solide. Plus souvent peut-être la tumeur est solide dès le début et s'accroît progressivement, sans qu'à aucun instant de son développement il y ait eu du liquide dans la séreuse.

Le néoplasme continue à s'accroître jusqu'à ce que le malade demande le secours du chirurgien. Ce qui l'y pousse, ce n'est pas la douleur qui habituellement est nulle, c'est la gêne dans les fonctions du membre parfois considérable dès que les fibromes de l'ischion, du genou, de la paume de la main sont un peu volumineux.

Les fibromes sont durs, lisses, mobiles sous la peau et habituellement sur les parties profondes. La marche de l'affection est lente. Il n'existe aucun trouble dans l'état général du malade.

DIAGNOSTIC

Le diagnostic n'est pas toujours chose facile. Il faut d'abord se demander si la tumeur s'est bien développée au dépens d'une bourse séreuse. La réponse est généralement aisée pour la bourse séreuse prérotulienne. Elle est plus difficile pour les bourses séreuses de la main, plus difficile encore pour une bourse profonde comme celle de l'ischion. Nous avons vu que, dans un cas, Verneuil laissa son diagnostic en suspens.

Dans certains cas, il sera difficile de savoir si l'on a affaire à un hygroma dont les parois sont épaissies et enflammées, à un fibrome lamelleux, ou à un fibrome fasciculé non inflammatoire. La clinique ne saurait résoudre le problème, car la seconde forme fait souvent suite à la première. La question est d'ailleurs sans intérêt pratique.

Il est plus important de différencier le fibrome des autres tumeurs de la bourse séreuse. Ces tumeurs sont le fibrochondrome, le myxome, le sarcome dont Lejars cite respectivement une, trois et cinq observations, et enfin le carcinome et l'épithéliome. Les deux dernières tumeurs diffèrent du fibrome par l'adhérence à la peau, l'ulcération rapide, l'hypertrophie ganglionnaire, les troubles de l'état général. Le sarcome est plus mou, fluctuant en certains points. Son accroissement est plus rapide et il finit par s'ulcérer. Le myxome a une consistance beaucoup plus molle et une marche encore plus rapide.

Quant au fibro-chondrome dont Simon fournit un cas, il ne pourra pas être cliniquement différencié du fibrome.

PRONOSTIC ET TRAITEMENT

Le fibrome des bourses séreuses est une tumeur bénigne :
opérée, elle ne récidive pas. Il n'y a contre cette affection
qu'un traitement : l'extirpation. Celle-ci ne saurait être diffé-
rée si l'on a quelques doutes sur la nature de la tumeur, ou
bien si le néoplasme s'est développé dans une bourse
séreuse ulcérée. En effet, ces suppurations locales peuvent
être le point de départ de complications diverses et, parfois,
d'une néoformation maligne.

BIBLIOGRAPHIE

CHELIUS. — Traité de Chirurgie. Paris, 1836.

BRODIE. — Disease of the joints. London, 1850, p. 392.

BRYANT. — Diseases and injuries of the joints. London, 1857, p. 163.

FERGUSSON. — System of practical surgery. London, 1859, p. 442.

ERICKSEN. — Practical remarks on diseases of the bursa patellae (*Lancet*, 1859, p. 405).

GROSS. — A system of surgery. Philadelphia, 1859, p. 253.

LINHART. — Ueber die Entzündung der bursae mucosae patellaris (*Würburg. Verhundl.*, 1858).

URE. — Excision of on encysted bursal tumor (*Lancet*, 1864).

NÉLATON. — Éléments de path. chirurg., I, p. 147.

FOLLIN. — Pathologie externe, II, 1, p. 123.

BARDELEBEN. — Lehrb. d. Chirurgie. Bd. 2, S. 838.

GURLT. — Beiträge zur vergleichenden patholog. Anat. der Gelenkkrankheiten. Berlin, 1853.

ROKITANSKY. — Pathol. Anatom. 3 Aufl. Bd. II.

FORSTER. — Pathol. Anat. 7 Aufl. Jena, 1864.

METTENHEIMER. — Ueber fibröse Praepatellargeschwulste (*Archiv für Anat. und Physiol.* Leipzig, 1865).

CHASSAIGNAC. — Dictionnaire de Dechambre.

PAMARD. — Concrétions calcaires formées dans les bourses séreuses (*Bull. de la Soc. de Chirurgie*, 1874, p. 584).

VERNEUIL. — Double fibrome sous-ischiatique (*Soc. de Chirurgie*, XII, 1879).

NICAISE. — Soc. de Chirurgie, 24 décembre 1879.

LAFOURCADE. — Bull. de la Soc. anat. de Paris, 1895.

BLANC. — Hygroma fibreux prérotulien (*Bull. Soc. Anat.*, 1898).

LEJARS. — Traité de Chirurgie de Duplay et Reclus, 1887.

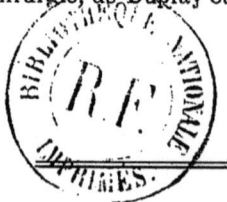

TABLE DES MATIÈRES

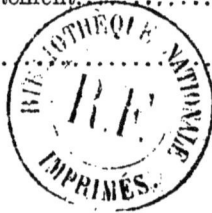

www.ingramcontent.com/pod-product-compliance
Lightning Source LLC
Chambersburg PA
CBHW060456210326
41520CB00015B/3978